执业药师考试系列丛书

会说话的化学结构

U0396441

药学化学结构记忆大全
必备宝典

润德教育 编

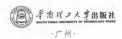

华南理工大学出版社
SOUTH CHINA UNIVERSITY OF TECHNOLOGY PRESS

·广州·

图书在版编目（CIP）数据

会说话的化学结构/润德教育编．—广州：华南理工大学出版社，2021.1

ISBN 978-7-5623-6319-4

Ⅰ.①会… Ⅱ.①润… Ⅳ.①药物－化学结构－教学参考资料

Ⅳ.①R962

中国版本图书馆 CIP 数据核字（2020）第 121731 号

HUI SHUOHUA DE HUAXUE JIEGOU

会说话的化学结构

润德教育 编

出 版 人：卢家明

出版发行：华南理工大学出版社

（广州五山华南理工大学17号楼，邮编510640）

http://www.scutpress.com.cn　E-mail:scutc13@scut.edu.cn

营销部电话：020-87113487　87111048（传真）

责任编辑：陈苑雯　庄　严

印 刷 者：广东新华印刷有限公司

开　本：889mm×1240mm　1/64　印张：1.75　字数：64千

版　次：2021 年 1 月第 1 版　2021 年 1 月第 1 次印刷

印　数：1~5000册

定　价：49.00元

目录

第一部分

一、基本基团和结构

—OH	—CH$_3$	—CH$_2$CH$_3$
羟基	甲基	乙基
—OCH$_3$	R$_1$C=CR$_2$	R$_1$C≡CR$_2$
甲氧基	碳碳双键	碳碳叁键
—X(X = F,Cl,Br,I)	Ar—OH	R—OH
卤素	（Ar 芳香烃） 酚羟基	（R 非芳香烃） 醇羟基
—SH	R$_1$—O—R$_2$	R$_1$—S—R$_2$
巯基	醚键	硫醚
$\overset{\text{O}}{\overset{\|}{-\text{C}}}-\text{H}$	$\overset{\text{O}}{\overset{\|}{-\text{C}}}-$	—COOH
醛基	酮基	羧基
$\overset{\text{O}}{\overset{\|}{-\text{C}}}-\text{O}-$	$\text{R}-\overset{\text{O}}{\overset{\|}{\text{C}}}-\text{N}\big\langle$	$\text{R}-\overset{\text{O}}{\underset{\text{O}}{\overset{\|}{\underset{\|}{\text{S}}}}}-\text{OH}$
酯基	酰胺	磺酸基
$\overset{\text{O}}{\underset{\text{O}}{\overset{\|}{\underset{\|}{\text{R}-\text{S}-\text{R}_1}}}}$	$\text{R}-\overset{\text{O}}{\underset{\text{O}}{\overset{\|}{\underset{\|}{\text{S}}}}}-\text{N}\big\langle$	$\overset{\text{NH}}{\underset{}{\overset{\|}{\text{H}_2\text{N}}}}\text{C}\,\text{NH}_2$
磺酰基（砜）	磺酰胺	胍

二、常见的化学骨架

萘	茚	呋喃
噻吩	吡咯	吡唑
咪唑	噁唑	噻唑
三氮唑	四氮唑	吡啶
哒嗪	嘧啶	吡嗪

续表

哌啶	哌嗪	吲哚
苯并咪唑	喹啉	异喹啉
苯并嘧啶	苯二氮草	苯并噁唑
苯并噻唑	吩噻嗪	胞嘧啶
尿嘧啶	胸腺嘧啶	腺嘌呤
鸟嘌呤	孕甾烷	1,4-二氢吡啶环

三、常见药物的结构

化学结构	母核结构
氨苄西林	β-内酰胺环
盐酸环丙沙星	喹啉酮环
地西泮	苯并二氮䓬环
尼群地平	1,4-二氢吡啶环

续表

化学结构	母核结构
萘普生	萘环
醋酸氢化可的松	孕甾烷
格列本脲	苯磺酰脲
阿托伐他汀	吡咯环

化学结构	母核结构
阿昔洛韦	鸟嘌呤环
盐酸氯丙嗪	吩噻嗪环

第二部分

一、镇静催眠药

◇ 苯二氮䓬类的基本结构 ◇

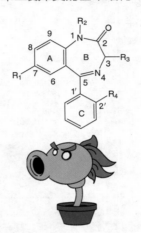

大家好，我是苯二氮䓬类镇静催眠药的基本结构，因为我的结构是苯并二氮䓬，所以我叫苯二氮䓬环。要想认识苯二氮䓬类药物，先找我，我由A、B、C三个环组成，外形像豌豆炮，别看我长得小小个，但我可以发挥大大的能量，随着我的剂量的增大，我可以发挥抗焦虑、镇静、催眠、抗惊厥或麻醉的作用。我的家庭成员包括两大类：一类是××**西泮**，另一类是××**唑仑**！

一、镇静催眠药

◇ 苯二氮䓬类——西泮类 ◇

地西泮

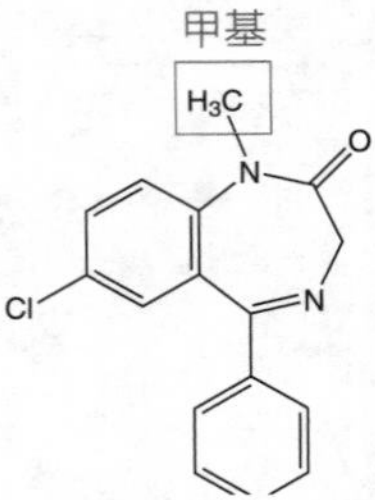

甲基
H_3C

奥沙西泮

H
N
B 环
Cl
OH
羟基

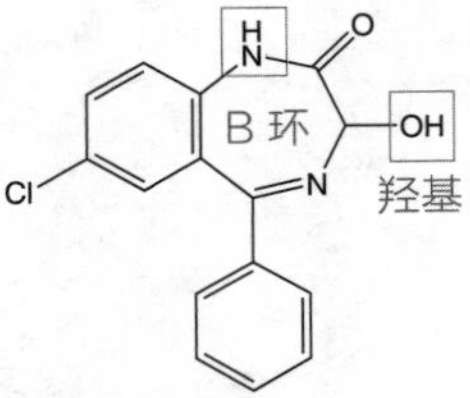

我是奥沙西泮，属于苯二氮䓬类家族中的西泮类，我是由**地西泮在 3 位上引入羟基**，增加分子的极性，且 **1 位去甲基**得到的**活性代谢产物**，可用于短期缓解焦虑、紧张、激动，也可用于神经官能症、失眠、癫痫及焦虑伴抑郁的辅助治疗，还能缓解急性酒精戒断症状。

一、镇静催眠药 ✦

◇ 苯二氮䓬类——唑仑类 ◇

三唑仑

三氮唑

我是三唑仑，属于苯二氮䓬类家族中的唑仑类，跟"西泮"相比，我的头顶多了一顶帽子，在 1,4- 苯二氮䓬的 **1、2 位**并上**三氮唑**，这样做会使我的**稳定性和脂溶性增加，活性也显著增加**。三氮唑分子中的甲基可提高脂溶性，使我的起效快，但该甲基易被代谢成羟甲基失去活性，成为短效的镇静催眠药。

唑仑类药物中除了**三唑仑被列为第一类精神药品**外，其他均被列为第二类精神药品。

一、镇静催眠药

◇ 非苯二氮䓬类 ◇

艾司佐匹克隆

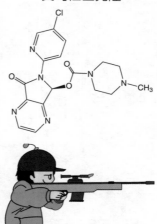

我是艾司佐匹克隆，穿上冲锋衣，拿着枪，是不是很帅呀！我是佐匹克隆的 **S-（+）-异构体**，**具有很好的短效催眠作用**，而我的弟弟**左旋佐匹克隆对映体**是个败家子，不但**无活性**，而且是引起毒副作用的主要原因。我主要用于入睡困难、夜间维持睡眠困难、早醒等不同类型的睡眠障碍。

二、抗精神病药物 ⚛

◇ 吩噻嗪类的基本结构 ◇

大家好，我是吩噻嗪类家族的基本结构，我的结构像旗头，这也是我们家族的标志，记住旗头就记住了我们家族。我是三环类的一种，由三个六元环组成，中间的六元环 **5 位是 S，10 位是 N**，左右两边分别并上一个苯环。我们家族怕光，**遇光会分解，生成自由基并与体内一些蛋白质作用，发生变态反应。**故有些病人在服用我们后，在日光照射下皮肤会产生红疹，称为**光毒性变态反应。**所以服用我们后应尽量减少户外活动，避免日光照射。

二、抗精神病药物

◇ 三环类——吩噻嗪类 ◇

氯丙嗪

N,N- 二甲基

CH_3

N

CH_3

Cl

氯原子

我是氯丙嗪，来自吩噻嗪类家族，**吩噻嗪环是我的母核。N,N- 二甲基 -2- 氯 -10H- 吩噻嗪 -10- 丙胺**是我的化学名，我的作用很强大，可以起到抗精神病、镇吐、降温等作用；同时我也很娇弱、敏感，我的母核易氧化变红，注射时需加入"替死鬼"（抗氧剂）。注意哦，我还会引起**锥体外系反应和光毒性变态反应**。

二、抗精神病药物

◇ 非三环类 ◇

利培酮

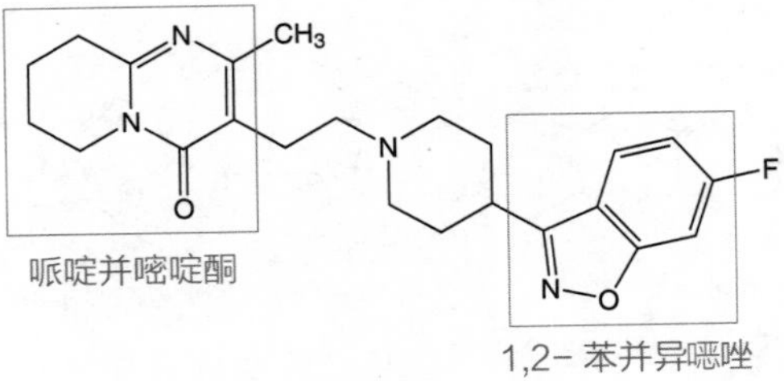

哌啶并嘧啶酮

1,2- 苯并异噁唑

　　我是利培酮，是按照拼合原理设计的，设计的思路是为了得到作用于多靶点的抗精神病药，属于非经典的新一代抗精神病药，口服吸收完全，在肝脏受 **P450 酶催化氧化**生成的 9- 羟基化合物**帕利哌酮**，也**具有抗精神病活性**。

三、抗抑郁药

◇ 去甲肾上腺素再摄取抑制药
——二苯并氮䓬类 ◇

吩噻嗪　　　　　　　　　　丙米嗪

我是丙米嗪，来自去甲肾上腺素再摄取抑制药家族，**将吩噻嗪类分子中的硫原子**以生物电子等排体亚乙烯基—CH＝CH—或**亚乙基—CH₂—CH₂—**取代后就可以得到我。我的主要代谢过程是通过CYP2D6代谢成2-或10-羟化代谢产物和通过CYP2C19和CYP1A2代谢成**N-去甲基化的地昔帕明**，地昔帕明也是去甲肾上腺素再摄取抑制药。

三、抗抑郁药 ✦

◇ 选择性 5- 羟色胺（5-HT）再摄取抑制药 ◇

氟西汀

去甲氟西汀

　　我是氟西汀，来自 5- 羟色胺（5-HT）再摄取抑制药家族，口服吸收良好，进食不影响我的生物利用度，**我具有非线性的药动学特征，有首过效应，主要代谢产物为 N- 去甲氟西汀**，也具有抑制 5- 羟色胺再摄取的作用。我的半衰期（$t_{1/2}$）是 4 ~ 6 天，代谢产物**去甲氟西汀的半衰期（$t_{1/2}$）是 4 ~ 16 天**，长的半衰期是造成停药后我们在体内存留 5 ~ 6 周的原因，所以我们属于长效的口服抗抑郁药。另外我不跟单胺氧化酶抑制药合用，否则会引起 5- 羟色胺综合征。

三、抗抑郁药

◇ 选择性 5- 羟色胺（5-HT）再摄取抑制药 ◇
氟伏沙明

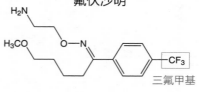

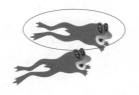

我是氟伏沙明，来自 5- 羟色胺（5-HT）再摄取抑制药家族，与其他同类药相比，我的优点是没有兴奋和镇静作用，也不影响单胺氧化酶的活性及去甲肾上腺素的再摄取。分子中的 **4- 三氟甲基**具电负性，对选择性 5- 羟色胺再摄取的亲和力和选择性起关键作用。分子中**含 C ═ N 双键**，只有 *E-* 异构体有活性，但紫外线光照可致异构化产生药理学无效的 *Z-* 异构体，故必须**避光保存**，防止疗效的损失。

三、抗抑郁药

◇ 单胺氧化酶抑制药 ◇

吗氯贝胺

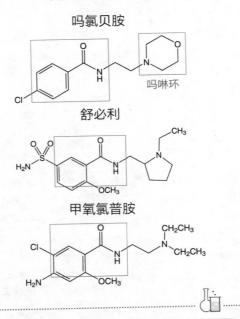

吗啉环

舒必利

甲氧氯普胺

　　我是吗氯贝胺，来自**单胺氧化酶抑制药**家族。我与舒必利和甲氧氯普胺的结构相似，要想在三者中找到我，请认准右边的**吗啉环**。我对单胺氧化酶有可逆性抑制作用，可以提高脑内去甲肾上腺素、多巴胺和5-羟色胺的水平，产生抗抑郁作用。

三、抗抑郁药

◇ 5- 羟色胺与去甲肾上腺素再摄取抑制药 ◇

米氮平

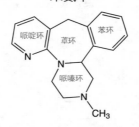

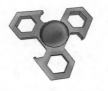

我是米氮平，属于 **5- 羟色胺与去甲肾上腺素再摄取抑制药**家族。虽然我叫米氮平，但我的外形一点都不平凡哦！认识我的都叫我**指尖陀螺**，我由**吡啶环、草环、苯环、哌嗪环**四个环组成。我有两种光学异构体，均有抗抑郁活性。但是肥胖的抑郁人群却最讨厌我，因为服用我后，体重会增加。

四、镇痛药

◇ 天然生物碱及其类似物 ◇

吗啡

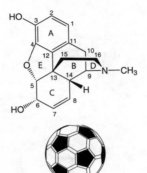

我是吗啡，是最早应用在临床上的阿片生物碱镇痛药，外形像足球上的花纹，由 A、B、C、D、E **五个环**组成，其中包括一个苯环（A）、一个哌啶环（D）、一个五元氧环（E）。我的结构中含 **5 个手性中心**，药用**左旋体**。结构中的 **3 位**是具有**弱酸性的酚羟基**，**17 位**是**碱性**的 **N- 甲基叔胺**，所以我具有**酸碱两性**。我是个让人又爱又恨的天然生物碱，好好地使用我可以远离疼痛，但使用不当或长期使用，容易使人产生依赖性，甚至上瘾，所以要特别注意哦！

四、镇痛药

◇ 天然生物碱及其类似物 ◇

吗啡

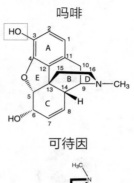

可待因

我是可待因，是由**吗啡 3 位羟基甲基化**得到的，我的镇痛作用仅是吗啡的 1/10，但我**具有较强的镇咳作用**。我的复方制剂——**复方磷酸可待因糖浆**，是新型镇咳抗组胺药，内含磷酸可待因和盐酸异丙嗪。经临床研究，两药联用疗效协同作用明显，而毒副作用未见增强。

四、镇痛药 ✦

◇ 合成镇痛药 ◇

哌替啶

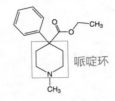

哌啶环

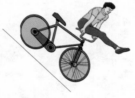

我是哌替啶，来自 **4- 苯基哌啶类**镇痛药家族。我的结构可以看作**仅保留吗啡 A 环和 D 环**的类似物。我平时喜欢运动，我的吗啡大哥送了一辆自行车给我（前轮为**哌啶环**，后轮为**苯环**）。我**具有镇痛作用**，但我的能力不及吗啡。我比吗啡优秀的是，可以用于**分娩镇痛**。我在治疗**内脏绞痛**的时候，需要跟我的朋友阿托品一起联合用药。另外还跟我的两个朋友（氯丙嗪、异丙嗪）成立了一个组合，叫**人工冬眠合剂**。

四、镇痛药

◇ 合成镇痛药 ◇

美沙酮

　　我是美沙酮，是个爱购物的美少女（结构式旋转180°）。我的柔韧性非常好（为高度柔性的开链吗啡类似物）。我可以**消除疼痛**，也可以用于**戒毒**（阿片类药物脱瘾治疗）。我的结构中含有**一个手性碳原子**，R- 对映异构体的镇痛活性是 S- 对映异构体的两倍，临床常用我的**外消旋体**。

五、组胺 H_1 受体阻断剂抗过敏药

◇ 氨基醚类 ◇

苯海拉明

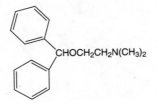

我是苯海拉明，是氨基醚类的代表，能竞争性阻断组胺 H_1 受体而产生抗组胺作用。

我的外形像**一把闭合的剪刀**，上下**两个对称的苯环**像剪刀上的两个剪刀柄，看到闭合的剪刀记得想起我哦。我在临床上主要用于**荨麻疹、过敏性鼻炎和皮肤瘙痒**等皮肤、黏膜变态反应性疾病，还可以治疗**晕动症**哦！

五、组胺 H_1 受体阻断剂抗过敏药

◇ 哌嗪类 ◇

西替利嗪

我是西替利嗪，是个喜欢练瑜伽的妹子，柔韧性和平衡性都是"杠杠的"！我的结构中含有亲水性基团**羧甲氧烷基**。我**不易穿透血－脑屏障**，可减少镇静作用，是第二代抗组胺药物，即非镇静 H_1 受体阻断药。另外我的结构中含有**一个手性中心**，具有旋光性，***R*-（－）-异构体左西替利嗪**现已上市。我常用于过敏性鼻炎、皮炎、眼结膜炎、哮喘、荨麻疹等。

六、拟肾上腺素药

◇ α、β 受体激动药 ◇

肾上腺素

邻二酚羟基

我是肾上腺素，可直接作用于 α 受体和 β 受体产生激动效应，且具有儿茶酚胺结构（结构中**苯环 3、4 位有羟基**，侧链有**氨基**）。我在中性或碱性水溶液中不稳定，遇碱性肠液能分解，故**口服无效**。如果与空气或日光接触，**易氧化**成醌，脱氢后生成肾上腺素红，进而聚合成棕色多聚体。对**酸、碱、氧化剂和温度的敏感性、不稳定性**是儿茶酚胺类药物的化学通性。我是内源性活性物质，能兴奋心脏、收缩血管、松弛支气管平滑肌，临床上用于**过敏性休克、心脏骤停的急救**，控制支气管哮喘的急性发作。

六、拟肾上腺素药

◇ α 受体激动药 ◇

可乐定

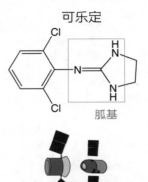

胍基

　　我是可乐定，来自 **α 受体激动药**家族，我的外形像太空分离仓，左边是苯环，间位各连着一个氯原子，右边与**胍基**相连，我被质子化后，正电荷约有一半位于胍基碳原子上，其余通过共振均匀分布于胍基的 3 个氮原子上，分子呈非平面构象。这个构象与去甲肾上腺素的构象有着共同特征，所以可激动 α 受体。我口服迅速吸收，生物利用度达 95% 以上，大部分在肝脏代谢，主要代谢物为**无活性的 4- 羟基可乐定**和 4- 羟基可乐定的葡萄糖醛酸酯和硫酸酯。我主要用于**原发性及继发性高血压**。

六、拟肾上腺素药

β 受体激动药

异丙肾上腺素

HO —— OH
HO —— * —— NHCH(CH$_3$)$_2$
异丙基

肾上腺素

HO —— OH
HO —— * —— NHCH$_3$

我是异丙肾上腺素，为**人工合成品**。我的外消旋体盐酸盐临床可用于治疗支气管哮喘。我能兴奋 β$_1$ 和 β$_2$ 受体，有松弛支气管平滑肌的作用，同时可兴奋心脏而加快心率，**产生心悸、心动过速等较强的心脏毒副作用**。我与肾上腺素的区别仅限于 N 原子上的取代基为异丙基，对受体作用强，但同样会因口服经肝肠循环而失效。

六、拟肾上腺素药

◇ β 受体激动药 ◇

沙丁胺醇

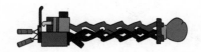

叔丁基

沙美特罗

我是沙美特罗，是将沙丁胺醇侧链氮原子上的叔丁基用一**长链亲脂性取代基**取代得到的，是**长效 β₂ 受体激动药**，在体内经羟化作用而广泛代谢，大部分于 72 小时内消除。若制成气雾剂给药，我的支气管扩张作用通常能持续 12 小时，对**夜间哮喘症状**的治疗和运动诱发的哮喘的控制特别有效。

七、解热镇痛药

◇ 水杨酸类 ◇

阿司匹林

　　我是阿司匹林，也可以叫我乙酰水杨酸，来自水杨酸类家族。我**水解会生成水杨酸，与三氯化铁试液反应，呈紫堇色**，此反应可用于鉴别我。水解产生的**水杨酸**，不仅有一定的**毒副作用**，还会在空气中逐渐被氧化成一系列淡黄色、红棕甚至深棕色的**醌类有色物质**。所以，如果我**变色了就不要再使用**了，安全第一。我是环氧合酶（COX）的不可逆抑制剂，能解热、镇痛、抗炎；若**小剂量**地使用，我还可以**抗血栓**，但胃病患者要慎用哦！

七、解热镇痛药 ❖

◇ 水杨酸类 ◇

贝诺酯

我是贝诺酯，是由**阿司匹林分子中的羧基与对乙酰氨基酚的酚羟基成酯**后的孪药。口服后在胃肠道不被水解，以原型吸收，很快就可达到有效血药浓度；吸收后代谢为水杨酸和对乙酰氨基酚。我可用于急慢性风湿性关节炎、类风湿关节炎、痛风，还可以用于发热、头痛、牙痛、神经痛、手术后轻中度疼痛等。

七、解热镇痛药

◇ 苯胺类 ◇

对乙酰氨基酚

我是对乙酰氨基酚，也可以叫我的别名——扑热息痛。我**在空气中稳定**，但因为我的分子中具有**酰胺键**，所以**贮藏不当时可发生水解反应**，产生对氨基酚，酸性及碱性环境均能促进水解反应。正常情况下我的代谢产物 N-乙酰亚胺醌可与内源性的谷胱甘肽结合而解毒，但在**大量或过量服用我后**，肝脏内的**谷胱甘肽会被耗竭**，N-乙酰亚胺醌可进一步与肝蛋白的亲核基团结合从而引起**肝坏死**，这也是过量服用我导致肝坏死、低血糖和昏迷的主要原因。含有**巯基**的药物（如谷胱甘肽、乙酰半胱氨酸等）可用作我过量的解毒剂。

八、非甾体抗炎药 ✦

◇ 羧酸类——芳基乙酸类 ◇

吲哚美辛

我是吲哚美辛，**吲哚环**是我的标志。由于我来自芳基乙酸家族，所以**乙酸**结构也是我必不可少的。我**在室温下空气中稳定，但对光敏感**。水溶液在 pH 2～8 时较稳定。我**会被强酸或强碱水解**，生成对氯苯甲酸和 5- 甲氧基 -2- 甲基吲哚 -3- 乙酸，后者脱羧生成 5- 甲氧基 -2,3- 二甲基吲哚，这些都会被**氧化成有色物质**。

八、非甾体抗炎药

◇ 羧酸类——芳基乙酸类 ◇

舒林酸

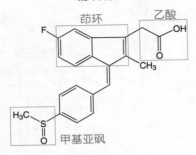

我是舒林酸，来自芳基乙酸类家族，**茚环、乙酸、甲基亚砜**是我的标志。我是**前体药物**，在体外无效，在体内经肝脏代谢，**甲基亚砜基被还原为甲硫基化合物**而显示生物活性。我自肾脏排泄较慢，半衰期长，故起效慢，作用持久。我具有副作用较轻、耐受性好、长期服用不易引起肾坏死等特点。

八、非甾体抗炎药 ✤

◇ 羧酸类——芳基丙酸类 ◇

布洛芬

丙酸

　　我是布洛芬，来自芳基丙酸类家族，临床上使用的是我的外消旋体，但 $S-$ 异构体的活性优于 $R-$ 异构体。在**体内无效的 $R-(-)-$ 布洛芬在酶的催化下，可转变为 $S-(+)-$ 布洛芬**。我的 $S-(+)-$ 布洛芬已上市，药用剂量仅为消旋体的 1/2。我在体内消除快速，在服药 24 小时后，基本以原型和氧化产物形式被完全排出，所有的代谢产物均无活性。

八、非甾体抗炎药

◇ 非羧酸类——昔康类 ◇

吡罗昔康

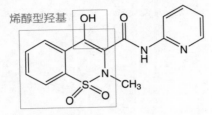

烯醇型羟基

1,2-苯并噻嗪

　　我是吡罗昔康，来自昔康类（含有 **1,2-苯并噻嗪**结构的抗炎药称为昔康类）家族。我的结构中含有**烯醇型羟基**药效团，我是**第一个上市的昔康类药物**。我口服吸收好，食物可降低我的吸收速度，但不影响吸收总量。我的平均半衰期为 50 小时，一次给药即可维持 24 小时，但是多次给药易致蓄积。我主要用于治疗风湿性关节炎及类风湿关节炎，有明显的镇痛、抗炎及一定的消肿作用。

八、非甾体抗炎药 ⚛

◇ 非羧酸类——昔布类 ◇

罗非昔布

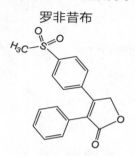

　　我是罗非昔布，来自昔布类家族，是一类选择性的 COX-2 抑制药，**能避免药物对胃肠道的副作用**。选择性 COX-2 抑制药在**阻断前列环素（PGI$_2$）产生的同时，不能抑制血栓素（TXA$_2$）的生成**，会打破体内促凝血和抗凝血系统的平衡，从而增加心血管事件的发生率，我也因此**被主动召回了**。虽然我被主动召回了，但我的同族兄弟塞来昔布仍在市场流通销售，临床上需加以重视。

九、抗溃疡药

◇ H₂ 受体阻断药 ◇

西咪替丁

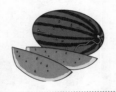

咪唑环 + 含硫醚的四原子链 + 胍基

　　我是替丁家族的西咪替丁，作为 H₂ 受体阻断药，我们都有着相似的结构，都有碱性的芳核药效团 - 柔性链 - 氢键键合的极性药效团，那么要如何认出我呢？首先我的芳核药效团是**咪唑**五元环，极性药效团是含有三个 N 原子的**胍基**，中间再用含**硫醚的四原子链**相连便组成了我。我能有效地抑制基础胃酸和各种刺激引起的胃酸分泌，最好在睡前服用我，而且口服的吸收效果较好，可以有效应对消化性溃疡急性期或病理性胃酸高分泌状态，但我有首过效应。记住我其实很简单：夏天**流（硫）**了很多汗，那就**坐（咪唑）**下来，吃**西（西咪替丁）瓜（胍基）**吧！大家记住了吗？

九、抗溃疡药

◇ H₂ 受体阻断药 ◇

雷尼替丁

二甲胺甲基呋喃环

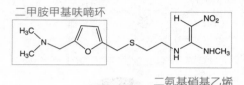

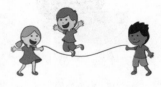

二氨基硝基乙烯

我是替丁家族的雷尼替丁，我也有碱性的芳核药效团 – 柔性链 – 氢键键合的极性药效团的结构，而我的芳核药效团为**二甲胺甲基呋喃环**，极性药效团为**二氨基硝基乙烯**，他们是我的好朋友，能帮助我长效地抑制各类刺激引起的胃酸分泌，尤其是夜间基础胃酸的分泌，从而起到抗溃疡的作用。最后请大家用一句话记住我：跳绳很累（**雷**尼替丁），幸好有二人一（**乙烯**）起辅（**呋喃**）助我，这样的友谊才能更**长**（**长**效）久。

九、抗溃疡药

◇ 质子泵抑制药 ◇

奥美拉唑

吡啶环 + 亚磺酰基 + 苯并咪唑环

　　我是奥美拉唑，属于质子泵（H^+-K^+-ATP 酶）抑制药家族。我是由**苯并咪唑环**与**吡啶环**通过亚磺酰基相连接得到的。我的 R- 异构体和 S- 异构体经不同的酶代谢，S- 异构体现在已经被开发为药物**埃索美拉唑**上市了，而且是**第一个上市的光学活性质子泵抑制药**，抑酸作用更持久。我们这个家族有个响亮的英文名叫 PPI，是抑制胃酸分泌和防治消化性溃疡最有效的药物。我是我们家族中的老前辈了，虽然小辈们层出不穷，但我老当益壮，依旧战斗于抑酸一线。

十、促胃肠动力药

◇ 促胃肠动力药 ◇

甲氧氯普胺

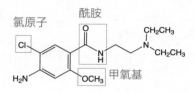

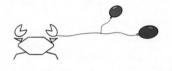

我是甲氧氯普胺，看我像不像一个很酷的拿着气球的螃蟹，我左手还提着**氯原子（Cl）**，右脚再喷点花露水防脚痒——**甲氧基（—OCH₃）**。一位朋友说我长得像鲁普卡因胺，因为我们都是**苯甲酰胺**类似物，虽然我们长得像，但是我没有局部麻醉和抗心律失常的作用。我的特长在于促进胃肠动力和止吐，既能在**中枢**玩得转，也喜欢在**外周**溜达。我朋友一听，说："**二弟（多巴胺 D₂ 受体拮抗剂）**，你这么优秀，可以上临床大舞台试试"。在朋友的鼓励下，我成为了**第一个用于临床的促动力药**。

十、促胃肠动力药

◇ 促胃肠动力药 ◇

多潘立酮

我是多潘立酮,是一个喜欢在外面(**外周**)玩葫芦的"憨憨",而且我有两个小葫芦(**双苯并咪唑**)哦,但是我没有苯甲酰胺结构。我的极性比较大,所以他们不让我去脑内玩(**不能透过血-脑屏障**),但是我也在兢兢业业地发挥我较强的促胃运动和止吐作用,而且我也没有那些中枢神经系统的"臭毛病"(**锥体外系症状**)。我工作累了,就会生成羟基化物,啥也不用干(**代谢物无活性**)。我是不是很可爱呢?

十一、抗高血压药 ✤✦

◇ 血管紧张素转换酶（ACE）抑制药 ◇

卡托普利

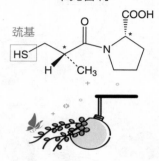

我是卡托普利，别看我的结构长得像盆花，我可是抗高血压的实力派。我的家族成员名字都叫 ××**普利**。我跟**赖诺普利**是目前仅有的两个**非前药** ACE 抑制药，我的关键药效团为**脯氨酸**片段和**巯基（—SH）**。巯基就是我旁边的小蝴蝶，小蝴蝶（**—SH**）吸引了酶中的锌离子并与它结合，就会产生**皮疹和味觉障碍**。我们最常见的不良反应就是**干咳**，原因是我们在发挥 ACE 抑制作用的同时也阻断了缓激肽的分解，增加呼吸道平滑肌分泌前列腺素、慢反应物质以及神经激肽 A 等刺激咽喉－气道的 C 受体。

十一、抗高血压药

◇ 血管紧张素转换酶（ACE）抑制药 ◇

依那普利

依那普利拉

　　我是依那普利拉，来自 ACE 抑制药家族。**依那普利**是我的前身（**前药**），其口服给药后在体内水解代谢成活性的我。我有两个羧基，三个手性中心，所以可以叫我 1（**依那普利拉**）2（**两个羧基**）3S（三个手性中心，均为 **S**- 构型）。另外，我比较娇气，口服吸收效果极差，**只能静脉注射给药**。

十一、抗高血压药

◇ 血管紧张素Ⅱ（AⅡ）受体阻断药◇

氯沙坦

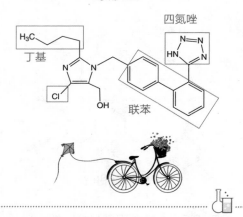

四氮唑

H₃C

丁基

Cl

OH

联苯

我是氯沙坦，我的外形像自行车上绑着一个风筝。我的家族成员名字都叫××**沙坦**，结构中通常含有**联苯**，像自行车的两个车辐辘。我的酸性来源于**四氮唑**，**2位丁基**是风筝的尾巴，可以保证我的脂溶性和疏水性。我的大哥 ACE 抑制药比较调皮，经常让人们干咳，不能耐受的患者通常会来找我。我的适应证、禁忌证和大哥一样，但不良反应较少见，我主要用于治疗原发性高血压。我在体内经过代谢后生成的产物活性会增强 10 ～ 40 倍。

十一、抗高血压药

◇ 血管紧张素Ⅱ（AⅡ）受体阻断药 ◇

坎地沙坦酯

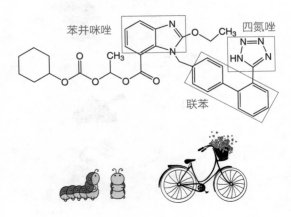

苯并咪唑

四氮唑

联苯

我是坎地沙坦酯，平时最喜欢做的事情就是逗毛毛虫和骑自行车。我的分子结构中含有**苯并咪唑环、四氮唑环、联苯**结构。爸妈总是说我太内向，因为我只有经过人体代谢才能变成有活力的**坎地沙坦**！

十二、调节血脂药

◇ 羟甲戊二酰辅酶 A 还原酶抑制药的基本结构 ◇

环 A

环 B

大家好，我是**他汀类**，是羟甲基戊二酰辅酶 A（HMG-CoA）还原酶抑制药类调节血脂药。我的基本结构是一朵向日葵（**3,5- 二羟基羧酸**），当我和坦克（**环 A**）并肩作战时，就成了**洛伐他汀或辛伐他汀**；当我和卷心菜投手（**环 B**）并肩作战时，就成了**阿托伐他汀或瑞舒伐他汀**。我能够阻断胆固醇的合成，特别适用于高胆固醇血症和以胆固醇升高为主的混合型高脂血症。我的队友们火力太猛，可能有肌毒性和肝毒性，准妈妈可要远离我们哦！

十三、抗心律失常药

◇ 钾通道阻滞药 ◇

胺碘酮

我是胺碘酮，我名副其实地含了两个**碘**。因为我的结构与甲状腺素类似，所以我可以影响甲状腺素的代谢。进入人体内代谢后我就会脱掉 N 上的乙基（**N- 脱乙基**），但我还是能保持与原来类似的电生理活性。我能选择性地扩张冠状血管，增加冠脉血流量，减少心肌耗氧量，减慢心率。在临床上，我常被用于阵发性心房扑动或心房颤动，以及室上性心动过速和室性心律失常。

十三、抗心律失常药 ✦

◇ β 受体阻断药的基本结构 ◇

芳氧丙醇胺类　　　　　　　**苯乙醇胺类**

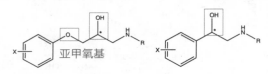

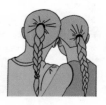

β 受体阻断药家族有两个宝贝，大宝贝叫**芳氧丙醇胺类**（如普萘洛尔、美托洛尔等），小宝贝叫**苯乙醇胺类**（如索他洛尔、拉贝洛尔）。两个宝贝穿衣服不是很挑，芳环部分可以是苯环、萘环、芳杂环或稠环等。大宝贝长得快，比小宝贝多了一个**亚甲氧基**。她们都喜欢在头上扎个小辫子（带 **–OH** 的手性中心），小辫子的功能很强大，姐妹俩通过小辫子与 β 受体家族形成氢键从而培养了深厚的情谊。

十三、抗心律失常药

◇ 非选择性 β 受体阻断药 ◇

普萘洛尔

萘环

　　猜猜我是谁？我是大宝贝——芳氧**丙醇胺类**的普萘洛尔。我有小辫子，两个苯环连在一起的组成**萘环**是我强大的身躯，我比小宝贝多了一个**亚甲氧基**。在 β 家族中，大家经常说我性格随和，既受 $β_1$ 受体欢迎，也受 $β_2$ 受体欢迎。虽然我很受大家的欢迎，但我也有缺点：我有较强的抑制心肌收缩（房室传导阻滞患者禁用）和引起支气管痉挛及哮喘的副作用（哮喘患者禁用）；我从肝脏代谢，有首过效应，生物利用度低，肝病患者要慎用哦！我可以用于高血压、心绞痛、心律失常、心肌梗死等的治疗。

十三、抗心律失常药 ✦

◇ 选择性 β₁ 受体阻断药 ◇

美托洛尔

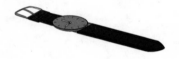

甲氧乙基

我是**美托洛尔**，大家都说我长得像打开的手表，那我就安静地做一个美美的手表吧！左边是我特有的半节手表链（**4- 甲氧乙基**），是不是很漂亮？我跟 β₁ 受体的关系比较好，抑制 β₁ 的强度跟普萘洛尔差不多；但是跟 β₂ 受体关系就很一般，阻断 β₂ 受体的作用比普萘洛尔弱，像个熟悉的陌生人。在日常生活中，我的工作就是处理心绞痛、心肌梗死、心律失常和高血压等事情。

十三、抗心律失常药

◇ α、β 受体阻断药 ◇

拉贝洛尔

甲酰胺

　　我是拉贝洛尔，想必你已经听过我的名字了，对！我是小宝贝，比大宝贝少一个亚甲氧基。我穿了**甲酰胺**的衣服，还在我的小辫子上做了修饰，是不是很拉风？我不但受 β 家族的喜欢，也很受 α 家族的欢迎。等效剂量下，我比普萘洛尔心率减慢作用轻，但是我的降压作用很快。我工作认真，而且负面情绪很少（副作用少），对老年人和孕妇尤其友好，我现在已经成为了**妊娠高血压**的首选降压药物。

十四、抗心绞痛药 ✤

◇ 硝酸酯类 ◇

硝酸甘油

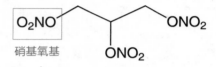

硝基氧基

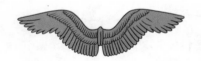

　　我是硝酸甘油（1,2,3- **三硝基氧基**丙烷），来自硝酸酯类抗心绞痛家族。我们家族都是硝酸酯类化合物，**具有爆炸性**，不宜以纯品形式放置和运输。别看我长得小，像只小鸟，但是只要你用对方式，比如**舌下含服**，我就可以通过口腔黏膜被迅速吸收，直接进入体循环从而**避免首过效应**。舌下含服后血药浓度很快达峰，1 ~ 2 分钟就能起效，我的半衰期约为 42 分钟。

十四、抗心绞痛药 ✈

◇ 钙通道阻滞药—1,4- 二氢吡啶类的基本结构 ◇

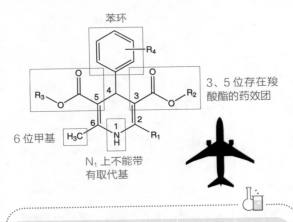

苯环

R_4

3、5 位存在羧酸酯的药效团

6 位甲基 H_3C R_1

N_1 上不能带有取代基

我们是 1,4- 二氢吡啶类家族，我们的基本结构就像帅气的飞机，我们因顶部和机翼的不同而有不同的型号，如尼群地平、非洛地平、氨氯地平、尼莫地平、硝苯地平等。飞机底部 N_1 上不带取代基，左边尾翼（**6 位**）装上一个**甲基**，顶部为苯环，而两边机翼（3、5 位）为酯基时，活性较好。我们还有个怪癖，那就是不喜欢碰柚子汁，因为它会抑制我们在体内的代谢。我们还怕光，遇光极不稳定，分子内部会发生**歧化反应**，故在生产、贮存过程中均应注意避光哦！

十四、抗心绞痛药 ✤

◇ 钙通道阻滞药——1,4- 二氢吡啶类 ◇

硝苯地平

　　我是硝苯地平，颜值爆表，头部挂了一个**硝基**后更加帅气！我作战迅速，口服后经胃肠道吸收迅速且完全，约 30 分钟就能达血药峰浓度，嚼碎服或舌下含服达峰时间还能更短。我的 1、6 位对称；3、5 位对称，属于对称结构的二氢吡啶类药物。我不仅颜值高，能力还很强，可适用于**各种类型的高血压**，无论是对顽固性、重度高血压，还是对伴有心力衰竭的高血压患者都有较好疗效。我主要经肝脏代谢，体内代谢后我就结束了飞行，失去了活性，80%的我由肾脏负责排泄。

十四、抗心绞痛药

◇ 钙通道阻滞药——芳烷基胺类 ◇

维拉帕米

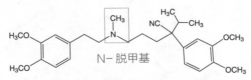

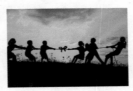

　　我是维拉帕米，平时最爱拔河。而且我的毅力比较强，原因是我具有**弱酸性**，不管是在加热、光化学降解条件下，还是在酸、碱水溶液中，我的稳定性都较好。但是我的甲醇溶液经紫外线照射 2 小时后，我的力气就会降解 50%。我在体内的过程就像变魔术般，代谢后我的绳子上的蝴蝶结就不见了，这个过程叫 **N- 脱甲基**，然后我就变成了去甲维拉帕米。**去甲维拉帕米**保持了我 20% 左右的活性，并且能够达到甚至超过我的稳定血药浓度。

十四、抗心绞痛药

◇ 钙通道阻滞药——苯硫氮䓬类 ◇

地尔硫䓬

OCH$_3$ O- 脱甲基化

OCOCH$_3$ 脱乙酰基化

CH$_2$CH$_2$N(CH$_3$)$_2$ N- 脱甲基化

我是地尔硫䓬，来自钙通道阻滞药的苯硫氮䓬类，我的分子结构中有**两个手性碳原子**，具有四个立体异构体。看我结构中的**七元环**，还含有 N 原子和 S 原子，这个叫硫氮䓬环。我口服吸收迅速完全，但有较高的首过效应，导致生物利用度下降。另外我会经**肠－肝循环**，主要的代谢途径为**脱乙酰基、N- 脱甲基、O- 脱甲基化**。

十五、抗血栓药

◇ 抗凝血药——香豆素类 ◇

华法林钠

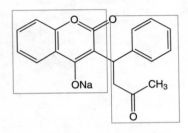

我是华法林钠，为香豆素类抗凝血药，**口服有效**，体外无抗凝活性。我的结构像背着两个背囊、被压弯了腰的人。我的 $S-$ 异构体的抗凝活性是 $R-$ 异构体的 4 倍，**药用外消旋体**。我需要**经肝脏 CYP450 酶代谢**之后，才能出去玩，而那些能够抑制 CYP 活性的药物，如**甲硝唑、氯霉素、西咪替丁**等，均可使我的**代谢减慢**，半衰期延长，让我在体内拼命加班。

十五、抗血栓药

◇ 抗血小板药—血小板二磷酸腺苷受体阻断药 ◇

氯吡格雷

氯吡格雷　　　　　　　　　　噻吩环

　　我是氯吡格雷，是血小板二磷酸腺苷（ADP）受体阻断药，结构里面含有酯基。哈哈，你是不是已经猜到了？对，我是**前药**，我经过 CYP450 酶系的一番改造后，再喝点水（水解）就可以形成**噻吩环**开环的活性代谢物。我的代谢产物的**巯基**可与血小板 ADP 受体中的半胱氨酸残基形成二硫键，去**拮抗血小板 ADP 受体**，从而抑制血小板聚集。所以我可以用于预防缺血性脑卒中、心肌梗死及外周血管病。

十五、抗血栓药

◇ 抗血小板药—糖蛋白 GP Ⅱ b / Ⅲ a 受体阻断药 ◇

替罗非班

　　我是替罗非班，跟**纤维蛋白原及血管性血友病因子**都喜欢血小板受体。我常常与他们竞争血小板受体，可以阻止血小板聚集、黏附等活化反应，**有效地抑制血小板介导的血栓形成并延长出血时间**。我目前主要用于治疗急性冠脉综合征、不稳定型心绞痛和非Q波心肌梗死、急性心肌梗死以及急性缺血性心脏猝死等。

十六、甾体激素类药物

◇ 甾体激素类药物的基本母核 ◇

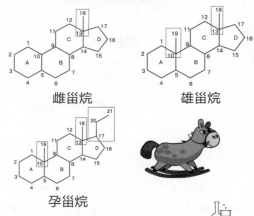

雌甾烷

雄甾烷

孕甾烷

　　大家好，我们是甾体激素类药物，我们的基本母核主要有三种：**雌甾烷、雄甾烷和孕甾烷**。妈妈怀宝宝的时候肯定很辛苦，因为我们是三胞胎，母核上各个碳都具有固定的编号。我们都有四个环，长得很像小孩子都很喜欢玩的木马，但也很容易区分，只要看一下我们的头顶就能认出来。人们常说**"雌一雄二孕有三"**，就是说我们头顶上分别有**一根线、两根线和三根线**。我们是临床上一类重要的药物，主要包括肾上腺皮质激素、雌激素、孕激素、雄激素和蛋白同化激素。

十六、甾体激素类药物

◇ 肾上腺糖皮质激素 ◇

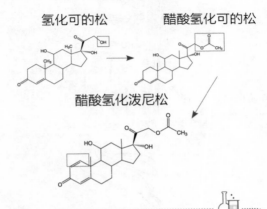

氢化可的松　　　　醋酸氢化可的松

醋酸氢化泼尼松

我是醋酸氢化可的松，我的妈妈是氢化可的松，我妈妈与醋酸结婚后就生下了我，我是妈妈的保护伞（**前药**）。俗话说："青出于蓝而胜于蓝"，我的脂溶性比妈妈强，所以药效也提高了，而且作用时间也延长了。我与 C1、C2 双键结婚，生下了**醋酸氢化泼尼松**。他更厉害，**抗炎活性增大了 4 倍，且不增加钠潴留作用**。我们猜测他抗炎活性增加的原因可能是由于 A 环几何形状改变，从半椅式变为平船式构象，增加了与受体的亲和力和改变了药动学性质。

十六、甾体激素类药物 🎋

◇ 肾上腺糖皮质激素 ◇

曲安奈德

缩酮

我是曲安奈德，我有着兔子般温顺的外表，而且我是一名优秀的糖皮质激素类家庭成员。我优秀在哪儿呢？你们也知道单纯 9α－氟代的皮质激素的抗炎活性和钠潴留作用会同时增加，无实用价值。但是如果同时在其他部位进行结构改造，如在我的 C16 位引入羟基并与 C17 位 α－羟基一道制成丙酮的**缩酮**，**可抵消 9α－氟代增加的钠潴留作用**。这样我抗炎活性增加了，但是钠潴留作用就不会增加了。一举两得，是不是很优秀呢？

十六、甾体激素类药物 ✣

◇ 雌激素 ◇

雌二醇

　　我是雌二醇，通过我的名字就知道我的结构中含有**雌甾烷**。我是一种**天然雌激素**，除了我之外，雌酮和雌三醇也属于天然雌激素。我的 **A 环**为芳香环，**无 19- 甲基**，3 位带有**酚羟基**，17 位带有**羟基**。我可以用于卵巢功能不全或卵巢激素不足的患者。

十六、甾体激素类药物

◇ 雌激素 ◇

炔雌醇

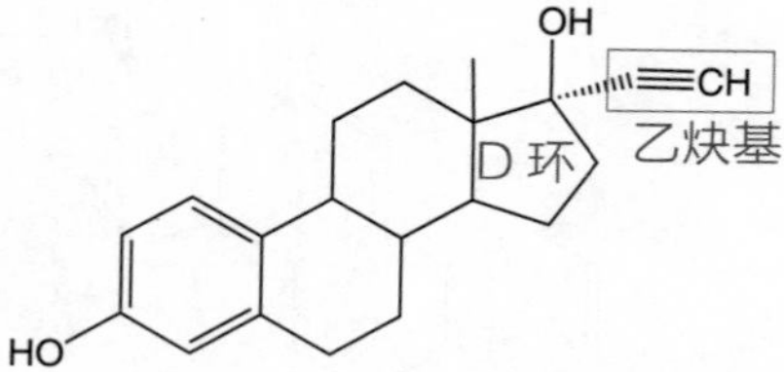

乙炔基

D 环

我是炔雌醇。我和雌二醇的结构中都含有雌甾烷，在雌二醇的 17α 位引入**乙炔基**就变成了我。乙炔基可以增大空间位阻，提高我 D 环的代谢稳定性，所以我口服有效，而雌二醇**口服无效**。

十六、甾体激素类药物

◇ 孕激素 ◇

黄体酮

醋酸甲地孕酮

酯

甲基

　　我是黄体酮，结构中含有孕甾烷，你们也可以叫我孕酮。我是一种**天然的孕激素**，可用于保胎。在我的 6 位引入**甲基**、17 位**酯化**得到可口服的**醋酸甲地孕酮**，可使黄体酮代谢受阻，半衰期延长。如果把我用于排出输尿管结石，此种情况应判定为无正当理由超适应证用药，在我的说明书里并未提及我可以用于排石，大家要注意这一点哦！

十六、甾体激素类药物

◇ 孕激素 ◇

炔诺酮

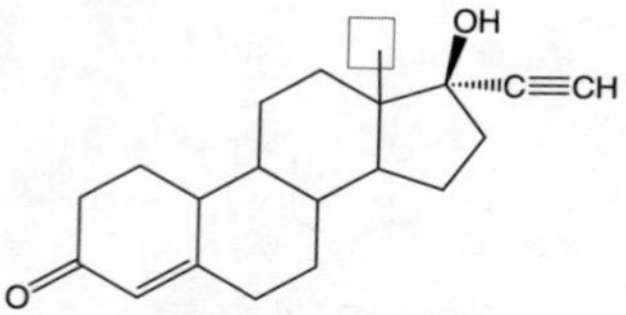

左炔诺孕酮

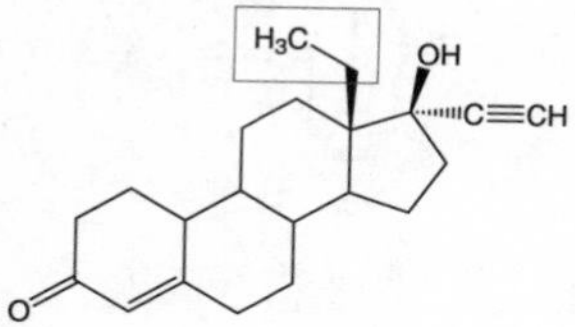

我是左炔诺孕酮，我的前身（**前药**）是炔诺酮，在**炔诺酮**的 18 位延长一个**甲基**就可以得到我。这个小小的甲基，让我的活性比炔诺酮强 10 倍以上。我的姐妹右旋体是没有活性的，而我是目前应用较为广泛的一种口服避孕药。

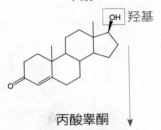

十六、甾体激素类药物

◇ 雄激素 ◇

睾酮

OH 羟基

↓

丙酸睾酮

CH₃

丙酸酯

> 我是睾酮，我的关键词是"睾"，结构中含有雄甾烷，是一种**天然雄激素**，具有雄激素活性。在我的 **17-OH** 进行**丙酸酯**化可得到我的**前体药物**丙酸睾酮。我主要用于多种男性性激素不足的情况，易造成女性男性化。

十六、甾体激素类药物

◇ 蛋白同化激素 ◇

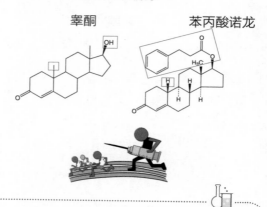

睾酮　　　　　　　　　　苯丙酸诺龙

我是苯丙酸诺龙，是一种蛋白同化激素，是由睾酮的 **19 位去除甲基，17 位与苯丙酸成酯**得到的。我能使人体格强壮、肌肉发达，还能增强爆发力，是体育竞赛的一类违禁药，大家在参加体育竞赛的时候千万不能与我打交道。虽然我能帮助你提高比赛成绩，但是这是对别的参赛者的不尊重，而且我有潜在的较大的不良反应。但是如果你骨质疏松，或者得了转移性乳腺癌及蛋白质大量分解的严重消耗性疾病，我倒是可以帮你治疗。记住我，我是让运动员变得兴奋的蛋白同化激素——**苯丙酸诺龙**。

十七、降血糖药 ✤

◇ 促胰岛素分泌药——磺酰脲类基本结构 ◇

苯磺酰脲

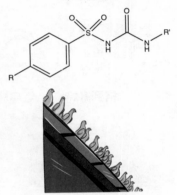

大家好，我来自口服降糖药家族，属于促胰岛素分泌药。促胰岛素分泌药主要分为磺酰脲类和非磺酰脲类两类，而我就是磺酰脲类。大家可以通过一个口诀记住我所包含的代表药：**鸽子列队（格列 ××）排黄尿（磺酰脲类）**。可以通过"鸽子列队"，来记住我的关键词干**"格列 ××"**。

十七、降血糖药 ⚡

◇ 促胰岛素分泌药——磺酰脲类 ◇

甲苯磺丁脲

丁基

格列齐特　八氢环戊烷并 [C] 吡咯环

我是格列齐特，属于第二代磺酰脲类口服降糖药。甲苯磺丁脲属于第一代磺酰脲类口服降糖药，它的**丁基被八氢环戊烷并 [C] 吡咯环**取代就得到了我。我主要用于糖尿病伴有肥胖症或血管病变者，适宜**餐前服用**，**低血糖**是我最常见的不良反应，因此老年糖尿病患者要谨慎使用。

十七、降血糖药

◇ 促胰岛素分泌药——磺酰脲类 ◇

格列美脲

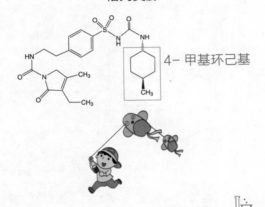

4- 甲基环己基

我是格列美脲，格列本脲分子中的苯甲酰胺基被二氢吡咯甲酰基替代，同时环己基被 **4- 甲基环己基** 取代，就得到我啦！因为甲基处在环己烷的平伏键上，占据了主代谢位点，所以我具有**长效**的特点。而且，我有独立于胰岛素的胰外作用，可与胰岛素同时使用，用于单纯饮食控制无效，**尤其是超重和有胰岛素抵抗的 2 型糖尿病病人**，可克服胰岛细胞继发性衰竭。把我想象成一个放风筝的小孩，可以很快记住我哦！

十七、降血糖药

◇ 促胰岛素分泌药——非磺酰脲类◇

瑞格列奈

我是瑞格列奈，来自非磺酰脲类（被称为**"餐时血糖调节剂"**）家族，是**氨甲酰甲基苯甲酸**的衍生物。我的结构中含有一个手性碳原子，活性有立体选择性，$S-(+)-$构型的活性是 $R-(-)-$构型的 100 倍，临床上使用的是我的 **$S-(+)-$异构体**。我主要用于 2 型糖尿病，与二甲双胍一起发挥协同作用。低血糖反应是我最常见的不良反应，老年人要慎用。

十七、降血糖药

◇ 胰岛素增敏药——双胍类 ◇

二甲双胍

我是二甲双胍，来自双胍类家族，我们家族的化学结构均由一个双胍母核连接不同侧链而成。我的外形看起来像两个高脚杯，正所谓好事成双呀！我具有强碱性，吸收快，半衰期较短，很少在肝脏代谢，也不与血浆蛋白结合，几乎全部以原型由尿排出，因此**肾功能损害的患者要禁用我**。我主要用于2型肥胖型糖尿病，**体重减轻**是我的不良反应，很多非糖尿病肥胖人群都把我当减肥药，这是无正当理由超适应证用药。

十七、降血糖药

◇ 胰岛素增敏药——噻唑烷二酮类 ◇
吡格列酮

噻唑烷二酮

我是吡格列酮，从我的名字就知道我含有"**酮**"。对的，我含有**噻唑烷二酮**，我可使胰岛素对受体靶组织的敏感性增加，减少肝糖原的产生，增加外周组织对葡萄糖的摄取。我的作用靶点是细胞核的过氧化物酶增殖体激活受体。我主要用于 2 型糖尿病，也可与磺酰脲类或双胍类药合用治疗单用时血糖控制不佳者，而妊娠及哺乳期妇女、儿童都不可以使用我。

十七、降血糖药

◇ α－葡萄糖苷酶抑制药 ◇

阿卡波糖

不饱和环己多醇

氨基糖

右旋葡萄糖

我是阿卡波糖，是一种假四糖，由**不饱和环己多醇、氨基糖及两个分子右旋葡萄糖**组成。不饱和环己多醇和氨基糖是抑制 α－葡萄糖苷酶的活性部位。我的化学结构式很长，看起来像空中飞舞的风筝。我可以竞争性地与 α－葡萄糖苷酶结合，抑制它的活性，从而减慢糖类水解产生葡萄糖的速度，延缓葡萄糖的吸收。我可用于单纯餐后血糖升高的糖尿病患者。为了减少胃肠道的不良反应，人们常常在**餐中服用**我，并配合饮食控制疗法，用于 2 型糖尿病，以降低糖耐量异常者的餐后血糖。

十七、降血糖药

◇ 二肽基肽酶-4 抑制药 ◇

阿格列汀

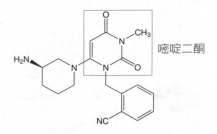

嘧啶二酮

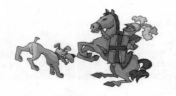

我是阿格列汀，为**嘧啶二酮的衍生物**。我的生物利用度很高，约为**100%**。我的代谢产物为 N- 去甲基化活性代谢物和 N- 乙酰化代谢产物。我是个怕麻烦的降糖药，所以 1 日仅需给药 1 次，非常方便。你看我长得像不像骑马的人在对抗恶犬呢？就像我们对抗糖尿病一样！

十七、降血糖药 ✦

◇ 钠－葡萄糖协同转运蛋白 2（SGLT-2）抑制药 ◇

根皮苷

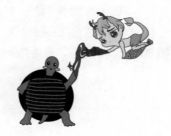

糖基部分

我是根皮苷，来自于葡萄糖转运基因家族，是**第一个**被评价的 SGLT 抑制药。我的来源可从一个小故事开始：有一天，一只可爱的小乌龟（**糖基部分**），拯救了一个困在苹果树（从苹果树根皮中分离得到的根皮苷）上的小龙人（芳香性糖配基），他们成为了一个很好的组合，名字叫根皮苷，也就是我啦！我可以抑制肾脏中的血糖重吸收，增加尿糖的排出从而治疗糖尿病。但是我的选择性差，口服利用率低。为了克服我的缺点，将我的结构中的**糖基部分转变为碳酸酯前药**的形式，同时对芳香性糖配基进行结构修饰，可以得到同族的**舍格列净和瑞格列净**。他们连接有 **O- 葡萄糖苷**，容易被胃肠道 β- 葡萄糖苷酶的水解。考虑到 O- 糖苷的稳定性，人们又制备了稳定性强的 **C- 糖苷类似物**，如**卡格列净、恩格列净**等。

十八、调节骨代谢与形成药

◇ 双膦酸盐类的基本结构 ◇

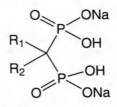

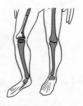

大家好，我是老年人和绝经后妇女都喜欢的双膦酸盐类家族。在上面的结构中，P—C—P 键为我的基本结构。取代基不同，作用也不同。当 R_1 和 R_2 均被—Cl 取代时，我的抑制骨吸收的作用会更强！我的家族成员有**依替膦酸二钠、阿仑膦酸钠、利塞膦酸钠、唑来膦酸钠、米诺膦酸钠**等，临床上可用来防治各种骨质疏松症。肾功能不全的患者要慎用我！

十八、调节骨代谢与形成药 ✦❋

◇ 双膦酸盐类 ◇

依替膦酸二钠

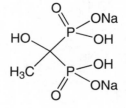

我是依替膦酸二钠，具有**双向作用，即剂量不同，作用也不同。小剂量（每日 5mg/kg）使用我时，我可以抑制骨吸收，但当大剂量（每日 20mg/kg）使用我时，我又可以抑制骨矿化和骨形成。**临床上各种骨质疏松症都难不倒我，而且我还可以用于严重高钙血症，特别是恶性肿瘤相关高钙血症的辅助治疗。大剂量应用时，我可以用来预防和治疗异位骨化，但是需要注意的是，我可能会引起**骨软化症**和**骨折**。我长得像条小鱼，如果你得了骨质疏松症，可以把我熬成鱼汤来治疗！

十八、调节骨代谢与形成药

◇ 双膦酸盐类 ◇

阿仑膦酸钠

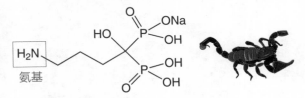

氨基

　　我是阿仑膦酸钠，为**氨基双膦酸盐**。我抗骨吸收作用比我大哥（依替膦酸二钠）强，但我没有骨矿化抑制作用。我可以单独使用或与维生素 D 合用治疗骨质疏松症。口服给药时，**消化道症状**是我最常见的不良反应。为了避免我刺激上消化道，患者应在**清晨、空腹时服药**（早餐前至少 30 分钟），用足量的水（≥ 200mL）整片吞服。同时还要提醒患者在服药后**保持站立或端坐 30 ~ 60 分钟；服药前后 30 分钟内不宜进食、饮用高钙浓度饮料及服用其他药物**！我的外形长得像一只蝎子，遇到我要小心谨慎地服药，不能掉以轻心。

十八、调节骨代谢与形成药 ✣

◇ 促进钙吸收药 ◇

维生素 D$_3$

肝脏

骨化二醇

肾脏

骨化三醇

> 我是维生素 D$_3$，是个调皮捣蛋的促进钙吸收药。要想发挥作用，需要经历**两次羟基化**：首先在**肝脏**转化为**骨化二醇**，然后再经**肾脏**代谢为**骨化三醇**才具有活性。骨化二醇和骨化三醇现已开发为药物使用，分别为阿法骨化醇和骨化三醇，可用于佝偻病的预防与治疗、绝经后及老年性骨质疏松症。

十九、抗生素类抗菌药 ✳

◇ β－内酰胺类抗菌药物——基本母核 ◇

β－内酰胺环

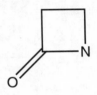

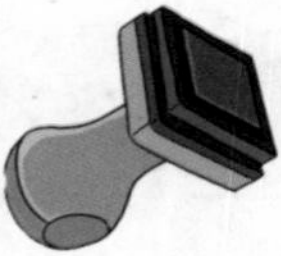

大家好，我是 β－内酰胺环，是 β－内酰胺类抗生素发挥生物活性的必需基团。与细菌作用时，β－内酰胺环开环与细菌发生酰化作用，抑制细菌的生长。要想记住我，请记住印章（我外形长得像印章）。

十九、抗生素类抗菌药 ✦

◇ 青霉素类抗生素的基本结构 ◇

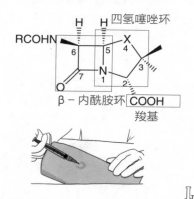

大家好，我们是青霉素类抗生素，来自 β - 内酰胺类家族，我们的基本结构由 **β - 内酰胺环**与**五元的四氢噻唑环**（当 X=S 时）并合而成。其中 **β - 内酰胺环**是**必需结构**，且需要保持 **2S,5R,6R** 的立体构型。我的**羧基**是**活性必需药效团**，可以通过酯化得到口服吸收较好的前药。另外，对我的 6 位酰胺侧链进行改造，有意想不到的收获哦！如果引入亲水性基团，可以扩大抗菌谱；如果引入吸电子基团，可以耐酸，用于口服；如果引入较大的取代基，可以对 β - 内酰胺酶形成位阻，解决耐药性！

十九、抗生素类抗菌药

◇ 天然青霉素 ◇

青霉素

　　我是老大**青霉素**。我有点矫情，不耐酸、不耐碱、不耐酶，口服吸收差，不宜用于口服，一般注射给药，且注射前要做**皮试**。我是**第一个在临床使用的抗生素**，因为我易水解、不稳定，所以临床上常用我的**钠盐或钾盐的粉针剂**，需要**现配现用**！我的半衰期短，常常与我的好兄弟**丙磺舒**合用，他可以延长我在体内的作用时间，降低我的排泄速度。老二（半合成青霉素）看我矫情，决定出去创业，对我的母核**6-氨基青霉烷酸**进行化学改造，在6位接上不同的酰基侧链，分别合成了耐酸、耐β-内酰胺酶以及广谱青霉素。

十九、抗生素类抗菌药

◇ 半合成青霉素 ◇

阿度西林

叠氮

我是阿度西林，属于耐酸青霉素类。在 6 位侧链引入吸电子的叠氮基团，使我对酸稳定，口服吸收良好。我可以用于呼吸道、软组织等感染，对流感嗜血杆菌的活性更强。

十九、抗生素类抗菌药

◇ 半合成青霉素 ◇

甲氧西林

OCH₃

OCH₃

二甲氧基苯

苯唑西林

3- 苯基 -5- 甲基异恶唑

　　我是甲氧西林，属于**耐酶青霉素类**。在青霉素的 6 位侧链上引入**二甲氧基苯**就可以得到我。我可以阻止药物与青霉素酶的相互作用，是**第一个用于临床的耐酶青霉素**。而我的兄弟**苯唑西林**比我厉害多了，具有耐酶、耐酸双重功效。将我的二甲氧基用 **3- 苯基 -5- 甲基异恶唑**取代就可以得到他。

十九、抗生素类抗菌药

◇ 半合成青霉素 ◇

氨苄西林

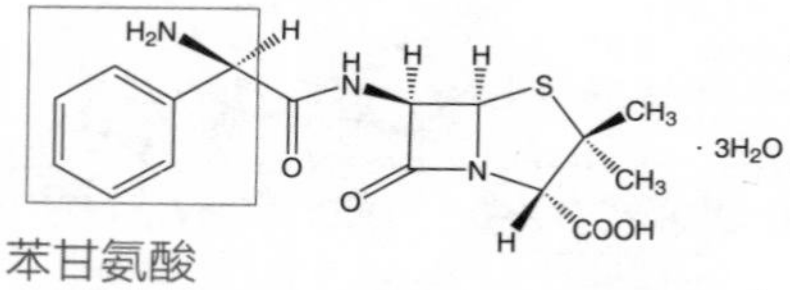

苯甘氨酸

阿莫西林

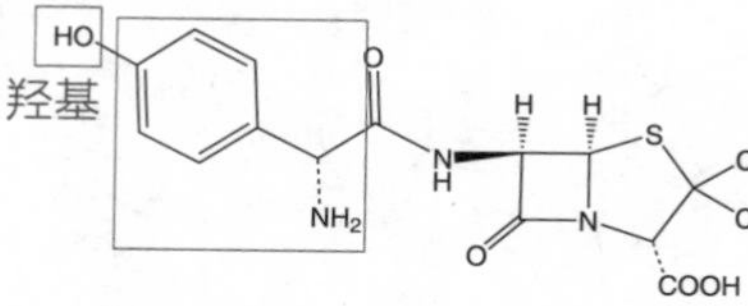

羟基

　　我是氨苄西林，是在**青霉素 6 位酰胺侧链引入苯甘氨酸而得到的**。在我结构中的苯甘氨酸的苯环 4 位引入**羟基**可以得到**阿莫西林**。我们都来自于**广谱青霉素类**药物家族，我的兄弟还有哌拉西林、羧苄西林和磺苄西林。

十九、抗生素类抗菌药

◇ 头孢菌素类抗生素的构效关系 ◇

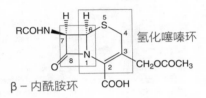

　　我是头孢菌素类，和青霉素类一样，都来自β-内酰胺类家族。我的基本母核由**β-内酰胺环**与**六元的氢化噻嗪**并合而成，**六元的氢化噻嗪环**是我与青霉素的不同之处。在我的基本结构中，**6R、7R**为活性必需基团，2位羧基同样是活性必需基团。对我的5位硫改造得到的，多属于第三代；在我的3位引入**季铵**，得到**第四代**；对我的7位酰胺侧链的改造，往往能扩大抗菌谱，提高作用强度。第三代与第四代在7位均含有2-氨基噻唑环。别人总问："用头孢需要做皮试吗？"，在这里我告诉你："甭管怎样，做总比不做好"。现在我们头孢菌素是五代同堂，2018年第三代的头孢曲松和第四代的头孢匹罗还参加了国家执业药师职业资格考试，为家族争光了！

十九、抗生素类抗菌药 ✦

◇ 头孢菌素类 ◇

头孢氨苄

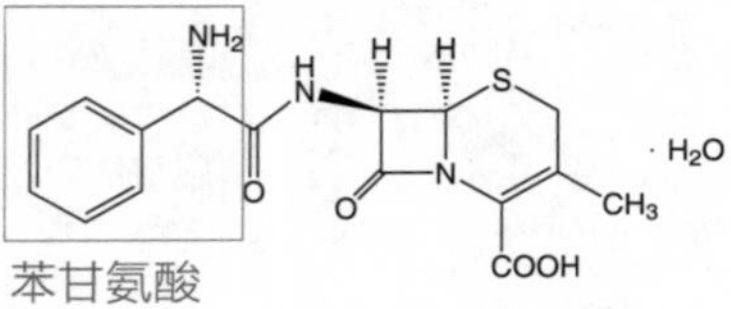

苯甘氨酸

头孢拉定

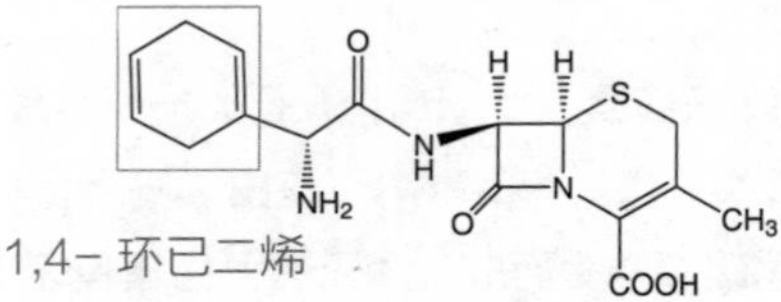

1,4- 环己二烯

　　我是头孢氨苄，为第一代头孢菌素类抗生素。我的侧链为**苯甘氨酸**，因此我对耐药金黄色葡萄球菌有良好的抗菌作用。将我的苯核用 **1,4- 环己二烯**替代可得到我的兄弟**头孢拉定**，他的毒性作用比我小。

十九、抗生素类抗菌药

◇ 单环 β－内酰胺类 ◇

氨曲南

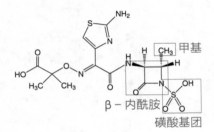

甲基

β－内酰胺

磺酸基团

我是氨曲南，是**全合成单环 β－内酰胺抗生素**，我经常独自下班回家，在 C2 位的 α－**甲基**配上音乐，**单**（单独一个 β－内酰胺环）**曲**（氨曲南）**循环**，增加我对 β－内酰胺酶的稳定性。另外，我的强吸电子**磺酸基团**，可以辅助打开我的 β－内酰胺环。

十九、抗生素类抗菌药

◇ 合成抗菌药——喹诺酮类 ◇

基本结构

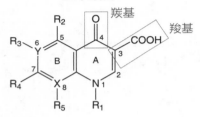

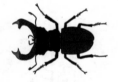

记忆口诀：葵林中有甲虫，三缩四酮抗生素，五氨六氟七哌嗪尤好，八氟光毒真可怕。

注释：葵林（喹啉环）中有甲虫（外形像甲虫），三缩四酮为必需（**3 位羧基、4 位羰基为药效必需基团**），五氨六氟七哌嗪尤好（5 位以氨基、6 位的 R_2 以 **F 取代**，7 位的 R_3 的取代基以**哌嗪**取代最好），八氟光毒真可怕（8 位的 R_4 以 **F 取代**活性高，但会增加光毒性）。

十九、抗生素类抗菌药 ✣

◇ 喹诺酮类抗菌药 ◇

盐酸左氧氟沙星

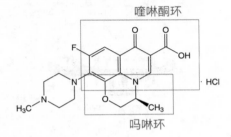

喹啉酮环

吗啉环

HCl

　　我是盐酸左氧氟沙星，是将喹诺酮 **1** 位和 **8** 位**成环的含有手性吗啉环的左撇子（药用左旋体）**。我大哥氧氟沙星也被大家广为熟知，他的左右手都很灵活（临床上用外消旋体），但是我的**活性比他高，是他的 2 倍**，而且我的**毒副作用小**。我是我们家族上市药物中最单纯无害的一个，大家都很喜欢我。

十九、抗生素类抗菌药 ✱

◇ 磺胺类抗菌药 ◇

基本结构

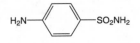

H_2N-⬡$-SO_2NH_2$

磺胺甲噁唑

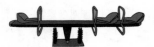

我是磺胺甲噁唑，又叫新诺明。我的基本结构是**对氨基苯磺酰胺**，同时这也是我的必需结构。我的外形像跷跷板，我有一个很好的朋友（抗菌增效剂）叫**甲氧苄啶**，我们经常坐着跷跷板一起升级抗菌。他喜欢抑制二氢叶酸还原酶，我喜欢**抑制二氢叶酸合成酶**，我们一起合作抗菌的时候可产生协同抗菌作用，抗菌作用可增强数倍至数十倍。需要注意的是，服用我的时候要多饮水，因为我会形成结晶尿。

十九、抗生素类抗菌药 ❖

◇ 抗真菌药 ◇

氟康唑

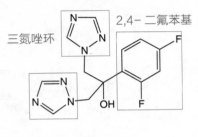

三氮唑环

2,4- 二氟苯基

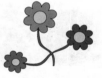

我是氟康唑，我来自唑类抗真菌药家族，我的结构中含有**两个弱碱性的三氮唑环**和一个亲脂性的**2,4- 二氟苯基**，所以我具有一定的脂溶解度，血－脑屏障都挡不住我。而且，**我是治疗深部真菌感染的首选药。**我的外形像三朵花，很好记哦！

二十、抗病毒药

◇ 开环核苷类 ◇

阿昔洛韦

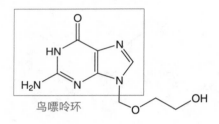

鸟嘌呤环

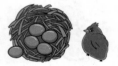

　　我是阿昔洛韦，来自开环核苷类家族。我养了只鸟（**鸟嘌呤环**），下了五个蛋（结构中含有五个氮原子），四个放窝里（四个氮原子在环框中），一个落外面（一个氮原子在环外）。别小看我哦，我的作用可大了！我能抗病毒，是治疗**各种疱疹病毒感染的首选药**！

二十、抗病毒药 ✦

◇ 非核苷类 ◇

利巴韦林

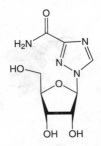

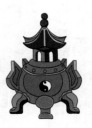

我是利巴韦林，又名三氮唑核苷、病毒唑，来自非核苷类抗病毒药家族。从化学结构看，我可以看成是磷酸腺苷（AMP）和磷酸鸟苷（GMP）生物合成前体**氨基咪唑酰氨核苷**（AICAR）的类似物。我的外型像打开盖子的炼丹炉，虽然我不能炼出长生不老的药丸，但是我可以对抗病毒，帮助患者恢复健康。我在药物妊娠毒性分级中属于 X 级，具有致畸作用，禁用于已妊娠或将妊娠的妇女。新生命代表新希望，怀孕的妈妈在用药时不能大意，要让孩子茁壮成长哦！

二十一、抗疟药

◇ 抗疟药 ◇

青蒿素

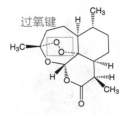

　　我是青蒿素，是我国发现的**第一个被国际公认的天然药物**，是从黄花蒿中提取分离得到的具有**过氧键的倍半萜内酯**抗疟药物。我的外形像七星瓢虫，圆圆的眼睛就是我的过氧键。我是目前用于临床的各种抗疟药中起效最快的一种，但是我的缺点也有很多，如口服活性低、溶解度小、复发率高、半衰期短等。因此对我的结构进行改造，可以得到一系列衍生物。例如将我的 **C10 位羰基**还原得到了**双氢青蒿素**。再将**双氢青蒿素甲醚化后，又得到了蒿甲醚**；或将双氢青蒿素与琥珀酸结合可形成青蒿琥酯。青蒿琥酯有**一个游离羧基可与钠成盐**。需要注意的是钠盐水溶液不稳定，可制成粉针，临用时配制成水溶液用于静脉注射。

二十二、抗肿瘤药

◇ 烷化剂类抗肿瘤药——氮芥类◇

环磷酰胺

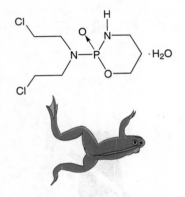

我是环磷酰胺。我的外形像青蛙，最爱花样游泳（代谢产物多种多样）。我是一个前药，需经体内活化才能发挥作用。我在体内经过氧化生成 **4-羟基环磷酰胺**，再进一步氧化生成无毒的 **4-酮基环磷酰胺**，最后经过互变异构生成开环的醛基化合物。在**肿瘤组织中经非酶促反应 β-消除**生成丙烯醛和磷酰氮芥。其中磷酰氮芥可经非酶水解生成**去甲氮芥**。

二十二、抗肿瘤药

◇ 抗代谢抗肿瘤药——嘧啶类◇

氟尿嘧啶

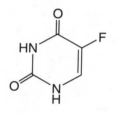

我是氟尿嘧啶，由于我的结构中含有**嘧啶环**，所以又称嘧啶类抗肿瘤药。我必须在体内经**核糖基化和磷酰化**等生物转化作用后才具有细胞毒性，是**治疗实体肿瘤的首选药**。让嘧啶环系上安全带，开车出发，我们一起去对抗肿瘤细胞吧！

二十二、抗肿瘤药

◇ 天然产物类抗肿瘤药——紫杉烷 ◇

紫杉醇

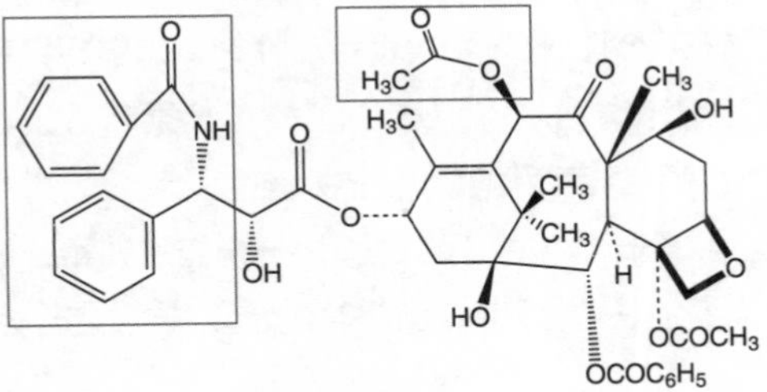

多西他赛

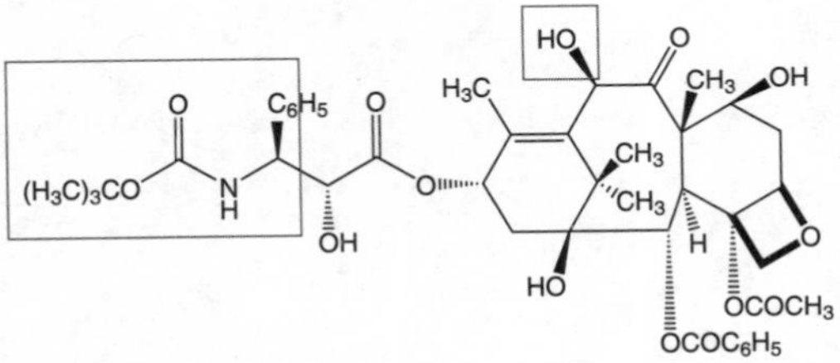

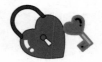

我是紫杉醇，是从美国西海岸的**短叶红豆杉的树皮**中提取到的一个具有**紫杉烯环的二萜类化合物**，属于**有丝分裂抑制剂或纺锤体毒素**。因为我的水溶性小，所以常在我的注射剂加入表面活性剂，如**聚环氧化蓖麻油等用来增溶**。将 10- 去乙酰基浆果赤霉素进行半合成得到了**多西他赛**，他的水溶性比我好，毒性也较小。我们长得很像，右边都像一个心形锁和一把钥匙，用锁锁住癌细胞，我们约好一起对抗癌症！

二十二、抗肿瘤药

◇ 放疗与化疗的止吐药 ◇

盐酸昂丹司琼

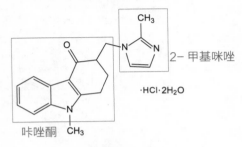

2- 甲基咪唑

·HCl·2H₂O

咔唑酮

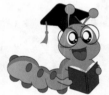

我大名叫盐酸昂丹司琼，小名糖宝，是由**咔唑酮**和 **2- 甲基咪唑**组成。我的 C3 位具有手性，**R- 异构体**活性较大，临床上使用**外消旋体**。我是高效、高选择性的 5-HT₃ 受体阻断药，用于预防和治疗手术后的恶心和呕吐。与甲氧氯普胺相比，**我没有锥体外系的副作用**，毒副作用极小。

二十二、抗肿瘤药

◇ 放疗与化疗的止吐药 ◇

盐酸托烷司琼

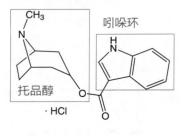

　　我是盐酸托烷司琼，是由**吲哚环**和**托品醇**组成，对**外周神经元**和**中枢神经**内 5-HT_3 受体具高选择性阻断作用。我的外形像一只鸟在啄葫芦藤蔓上的小葫芦，另外，我可以有效地预防癌症化疗引起的呕吐哦！